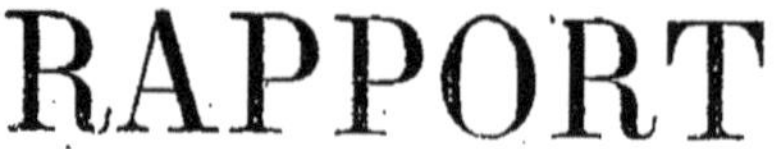

RAPPORT

SUR

UNE ÉPIDÉMIE DE VARIOLE

QUI A RÉGNÉ EN 1870 ET 1871

DANS

LA COMMUNE DE LIMOGES ET TOUT LE DÉPARTEMENT
DE LA HAUTE-VIENNE

PAR M. Per LEMAISTRE

Médecin des Épidémies

LIMOGES

IMPRIMERIE DE CHAPOULAUD FRÈRES
Rue Montant-Manigne, 7

— A PARIS, 4, RUE HONORÉ-CHEVALIER —

1873

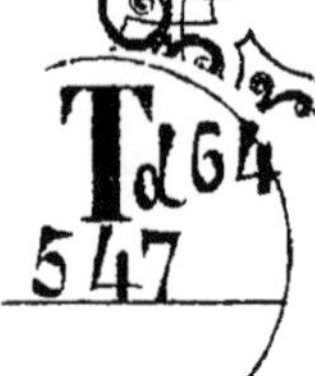

RAPPORT

SUR

UNE ÉPIDÉMIE DE VARIOLE

QUI A RÉGNÉ EN 1870 ET 1871

DANS

LA COMMUNE DE LIMOGES ET TOUT LE DÉPARTEMENT
DE LA HAUTE-VIENNE

PAR M. P^ER LEMAISTRE

Médecin des Épidémies

LIMOGES

IMPRIMERIE DE CHAPOULAUD FRÈRES
Rue Montant-Manigne, 7

— A PARIS, 4, RUE HONORÉ-CHEVALIER —

1873

RAPPORT

SUR

UNE ÉPIDÉMIE DE VARIOLE

QUI A RÉGNÉ EN 1870 ET 1871

DANS

LA COMMUNE DE LIMOGES ET TOUT LE DÉPARTEMENT

DE LA HAUTE-VIENNE (1).

Météorologie.

Les vents d'ouest et du sud-ouest règnent habituellement dans nos pays ; — ils ont peut-être moins régné pendant l'épidémie que les années précédentes, car nous avons eu moins de pluie. — La température habituelle de la localité est de 10 degrés 1/4 au-dessus de zéro. Pendant l'épidémie, nous avons constaté des variations extraordinaires de température. Le thermomètre est descendu pendant l'hiver jusqu'à 23 degrés au-dessous de zéro, et pendant l'été nous

(1) Ce rapport est fait d'après un tableau fourni par l'Administration.

avons eu jusqu'à 35 degrés au-dessus. L'hiver a été des plus longs et des plus rigoureux. La neige a recouvert le sol pendant un mois : malgré cette neige, nous pouvons dire que 1870 et 1871 ont été des années moins humides que les autres dans nos contrées ; nous ajouterons encore que, après des hivers peu froids, des étés peu chauds, mais un peu humides, pendant une période de plus de dix ans, nous avons subi, depuis quatre ou cinq ans, des températures exagérées, et quant au froid, et quant à la chaleur, accompagnées quelquefois d'une sécheresse excessive.

Ces variations considérables auraient-elles modifié les constitutions de manière à les rendre plus aptes aux atteintes de la petite-vérole ?

Hygiène des habitants.

Habitations généralement construites en bois, très-souvent avec peu d'espace ; propreté et aération laissant à désirer. Nourriture meilleure qu'autrefois, mais aussi beaucoup plus souvent des excès. — Popuplation industrielle et commerçante, très-agglomérée, forte autrefois, tendant à décroître aujourd'hui (1).

Epidémies antérieures.

Il est rare que dans la commune on n'observe pas tous les ans de légères épidémies : — la rougeole, la scarlatine, la fièvre typhoïde, le croup, l'ictère,

(1) La population limousine a cependant conservé toute la beauté de ses formes.

les oreillons, l'érysipèle, etc., y font de fréquentes apparitions, mais sans presque jamais y affecter un degré de gravité capable d'émouvoir l'autorité. On peut dire que le pays est peu favorable au développement des grandes épidémies. Le choléra lui-même, transporté dans notre ville, il y a quelques années, par un régiment de dragons, y a fait à peine quelques victimes. Aussi faudrait-il remonter loin dans les temps pour rencontrer une épidémie aussi meurtrière que celle dont il est question aujourd'hui.

Les fièvres intermittentes, la dyssenterie, sont les maladies endémiques de nos pays. — La scrofule, les tubercules, le rachitisme, y sont très-communs.

Nous avons aussi, mais rarement, des épizooties d'une certaine gravité. Le choléra des poules a sévi cependant avec une très-grande intensité, il y a quelques années, dans toute la contrée. La cocotte a parcouru tout le pays en 1872. Le cysticerque et le ténia y sont très-souvent observés.

Dénomination de la maladie actuellement existante.

La maladie est bien la variole (petite-vérole, picote).

Histoire générale de la maladie.

L'affection presque toujours a suivi régulièrement les périodes en lesquelles l'exanthème variolique fait ordinairement son évolution : *incubation*, *invasion*, *éruption*, *suppuration*, *desquammation*. Nous allons nous contenter de parcourir rapidement ces différentes phases, en signalant les faits qui nous ont le plus frappé.

Dans quelques cas, rares il est vrai, il nous a été possible de préciser la durée de la période d'incubation. C'est ainsi que, à la *Croix-de-Landouge*, une mère et son fils, étant allés voir une de leurs parentes atteinte de la variole, la mère le dimanche, et le fils le lundi, furent pris, huit jours après, des symptômes d'invasion, à un jour d'intervalle, et, trois jours plus tard, de la période d'éruption. Or, comme nous avons été témoin de quelques faits analogues, et que, d'autre part, nous avons vu dans la variole inoculée l'éruption générale arriver toujours du neuvième au dixième jour après l'insertion du virus, nous sommes porté à croire que la variole, quelle que soit sa porte d'entrée dans l'économie, mettra toujours de neuf à dix jours avant de faire son éruption générale ; que, par conséquent, c'est du jour où le bras est piqué par la lancette que l'absorption se fait dans le sang.

Dans un cas cependant, nous avons été témoin d'un fait bien singulier :

M. Picat, cultivateur à La Chabroulie, âgé de quarante-neuf ans, soigna, durant toute sa maladie, sa femme, atteinte de la petite-vérole dès le 6 mars 1870. Il ne quitta pas un seul instant la maison, car il était invalide, atteint d'une cystite chronique.

» A la fin d'avril, longtemps après la guérison de cette femme, je pratiquai chez le mari le cathétérisme de la vessie, pour m'assurer s'il n'y avait pas de calcul dans cet organe. L'hématurie, à laquelle il était sujet, immédiatement apparut avec de violentes envies d'uriner, qu'il combattit par des bains prolongés ; et, quelques jours après, le 1er mai, j'étais mandé pour constater une éruption de petite-vérole presque confluente. Que s'était-il passé? Avons-nous eu une incubation d'un mois? Quand je songe à ce fait, je suis porté à croire que cet homme, chaque jour infecté par une certaine quantité de virus variolique qu'il absorbait, puisqu'il était dans une maison contaminée, éliminait chaque jour la quantité ingérée, par la force de résistance que lui avait fait acquérir autrefois la vaccine, car il avait été vacciné dans son enfance ; mais que, le cathétérisme ou l'hématurie lui ayant fait perdre cette résistance, l'empoisonnement général par la variole s'était produit.

La période d'*invasion* était caractérisée, presque toujours, par de la fièvre, par des vomissements, de la céphalalgie et le lumbago.

Quelquefois l'un de ces symptômes faisait défaut. Nous avons souvent observé, au lieu de la rachialgie, une douleur fixée dans un des hypocondres ; dans quelques cas, la douleur des reins était atroce, et les malades dans une agitation excessive : ce symptôme a coïncidé presque toujours avec les formes les plus graves. Chez deux individus, en effet, la mort est arrivée dès le début de l'éruption ; chez l'un même, l'éruption n'a pour ainsi dire pas eu le temps de se faire, nous n'avons pu constater que de rares papules, de telle sorte que l'affection était pour nous presque douteuse, et, à l'autopsie, nous avons trouvé un épanchement de sang dans la plèvre.

La fin de cette période, et, par conséquent, le début de la suivante, ont été souvent caractérisés par une rougeur ressemblant tantôt à la rougeole, tantôt à la scarlatine, répandue sur toute la surface du corps, ou limitée à certaines parties, telles que le pourtour du cou, les plis articulaires, mais surtout le pli de l'aine, rougeur présentant souvent des élevures analogues à des papilles très-saillantes.

Ce symptôme (espèce de *rash*) m'avait, dans le principe, induit en erreur, et fait croire à la scarlatine ou à la rougeole, car je ne l'avais jamais constaté dans aucune épidémie antérieure. Plus tard, je ne me laissai plus tromper ; c'était même pour moi un signe presque certain de l'arrivée de la variole (1).

Indice presque toujours d'une forte éruption de variole, cet exanthème rubéoliforme a été souvent et rapidement suivi de mort quand il était généralisé. Il durait rarement plus de vingt-quatre heures.

La période *éruptive* s'est presque toujours montrée à nous avec ses caractères classiques : la papule d'abord, la vésicule et la pustule ombiliquée ensuite, avec la fièvre au début, qui diminuait ou cessait bientôt dans les cas légers, pour reparaître vers le cinquième jour, lors de la suppuration, dans les cas graves.

Nous avons eu certainement beaucoup de varicelles, beaucoup de varioloïdes, beaucoup de varioles discrètes ; mais je n'avais jamais rencontré autant de varioles confluentes que dans cette épidémie : la face, les mains, le pharynx, étaient alors couverts de boutons, et tout le corps ne formait bientôt plus qu'une vaste plaie.

---

(1) Avec le docteur Boulland, nous avons pu, sur ce seul symptôme, diagnostiquer une variole.

C'est la *confluence* et surtout l'*hémorrhagie* qui ont imprimé un cachet tout particulier à cette maladie. Il fallait que le terrain fût bien préparé, et le virus de bien bonne qualité, ou mieux en bien grande quantité, pour produire un effet aussi considérable. Je me rappellerai toujours les malades de *Nazareth*, orphelinat de l'hôpital, où se trouvaient 60 jeunes filles de 9 à 18 ans, qui furent toutes ou à peu près toutes atteintes de variole confluente. Il me semble encore les voir, avec leur face boursoufflée, où l'on ne distinguait presque plus rien, recouverte qu'elle était d'un masque noirâtre de pus concrété.

J'ai bien vu des maladies affreuses; je puis cependant affirmer que, de toutes, celle qui m'a le plus impressionné, et que je ne puis encore considérer sans un profond sentiment de dégoût, c'est la variole confluente à sa période de suppuration. Et quelles souffrances pour celui qui en est atteint, alors qu'il ne peut se remuer sans laisser pour ainsi dire des lambeaux de chair après ses draps, alors qu'il ne peut souvent rien voir, quelquefois rien entendre, et même rien avaler, car la maladie a tout envahi.

Dans l'épidémie que nous venons de traverser, la pharyngite a souvent prédominé, pharyngite ulcéreuse, quelquefois des plus terribles, car elle mettait obstacle à la déglutition, et causait nécessairement la mort.

Joignez à tous ces symptômes des suffusions sanguines, et vous aurez la forme *hémorrhagique, picote noire* du vulgaire, si fréquente en 1870-71, et qui jetait tant d'effroi parmi les populations.

Tantôt l'extravasation sanguine se faisait dans les boutons dès le début, les précédait même quelquefois, et se manifestait sous forme de taches, de pétéchies, de telle sorte qu'on pouvait croire à du *purpura*. Tantôt, au contraire, c'était lorsque la pustule était formée que l'épanchement se produisait ; d'autres fois, l'hémorrhagie se manifestait à la surface des muqueuses nasale, rectale, et même dans les séreuses.

Cette forme hémorrhagique était presque toujours des plus graves. J'ai observé trois cas de mort presque foudroyants dès le début de la période d'éruption : l'un par hémorrhagie rectale ; l'autre par hémorrhagie dans la plèvre, ainsi qu'il a été dit plus haut ; l'autre par suffusion sanguine dans les boutons, au deuxième jour de leur évolution (1). Et cela chez des individus très-vigoureusement constitués, de telle sorte que je me suis maintes fois demandé s'il n'y aurait pas eu lieu, dans ces cas, de procéder par les émissions sanguines.

Les hémorrhagies initiales étaient toujours du plus fâcheux augure. Quand elles avaient lieu, au contraire, dans une période plus avancée, dans celle de suppuration par exemple, elles étaient moins funestes. J'ai vu en effet plusieurs cas d'hémorrhagies rectales et d'hémorrhagies dans les pustules survenir vers le milieu ou à la fin de la maladie, et ne compromettre en rien la guérison.

---

(1) C'est le cas d'un horloger que j'ai vu avec mon honorable collègue le docteur Bardinet.

La forme hémorrhagique coïncidait le plus souvent avec la forme confluente, et chez les individus les plus forts; quelquefois cependant je l'ai observée dans des varioles discrètes, et chez des individus faibles et débiles, des phthisiques par exemple : elle n'en était pas moins grave.

La période de *suppuration* a été remarquable par la fièvre de retour et par sa gravité.

Nous avons été frappé souvent de la longueur de la période de *desquammation*. La persistance de la rougeur de la face à la suite de cette période et la profondeur des cicatrices indélébiles a maintes fois attiré notre attention.

D'une durée de quelques jours à peine dans la varicelle, d'une à deux semaines dans la varioloïde, l'affection se prolongeait près d'un mois dans les varioles confluentes.

La maladie se terminait le plus souvent par la guérison, mais nombre de fois aussi par la mort, puisque nous avons eu, dans la seule commune de Limoges, 494 décès.

La mort se produisait souvent dès la période initiale, au début de l'éruption, qui n'avait pas le temps de se faire. Les cas étaient en quelque sorte foudroyants, et dépendaient très-certainement, soit d'un véritable empoisonnement, soit d'une congestion sur un organe important. Le plus fréquemment, les malades succombaient lors de la période de suppuration, par infection purulente, surtout par les temps froids.

Complications.

J'ai vu souvent des abcès multiples, très-rarement la pneumonie, une seule fois l'albuminurie avec anaxarque, enfin un cas de gangrène à la face chez un enfant. D'autres fois, c'était la variole qui venait se greffer sur une autre affection ; ce que nous avons observé dans un cas de phthisie pulmonaire, un cas de bronchite, deux cas de muguet et un cas de granulie cérébrale, — et toujours la mort s'en est suivie.

La variole tire donc un caractère de gravité de sa complication avec les maladies ; ce que les anciens inoculateurs (1) avaient parfaitement entrevu : aussi ne pratiquaient-ils cette opération que sur les individus en parfait état de santé.

Dans trois cas, nous avons vu l'évolution de la variole coïncider avec le développement de la vaccine chez le même individu : ces faits sont relatés plus loin.

Maladies concomitantes.

Nous n'en signalerons qu'une, parce qu'elle nous a frappé à cause de sa rareté dans nos pays : c'est la broncho-pneumonie asphyxiante, qui heureusement a fort peu duré. C'est en janvier et février 1871, lors de nos désastres, alors qu'on évacuait beaucoup de malades sur notre hôpital encombré, que nous avons été témoin de cette espèce de typhus, qui faisait périr les malades, complètement cyanosés, avec une rapidité

(1) Voir la note Ire, à la fin du travail.

effrayante. C'est l'encombrement, et peut-être aussi le froid, car alors il était très-vif, qui ont évidemment causé cette affection. Hors de quelques salles de l'hôpital nous n'avons rien vu de semblable ailleurs.

Maladie regardée comme offrant un certain antagonisme avec la variole.

Sans ajouter une grande importance à l'antagonisme signalé par certains auteurs entre la fièvre typhoïde et la variole, nous devons déclarer néanmoins que, pendant toute la durée de l'épidémie, et même avant son arrivée, la fièvre typhoïde avait réellement diminué dans nos contrées, tandis qu'après la disparition de la variole, presque immédiatement après, de nombreux cas de dothienenterie ont été signalés.

Au lieu de chercher un antagonisme entre ces deux maladies, ne pourrait-on pas en découvrir tout simplement dans leurs causes, la variole apparaissant et sévissant surtout par les temps chauds et secs; la fièvre typhoïde, au contraire, par les temps froids et humides?

Maladies concomitantes chez les animaux.

Je n'ai pu en constater qu'une : c'est une espèce d'herpès qui s'est déclaré, en mai et juin 1870, sur presque toutes les vaches de l'étable de M. Nadaud, à *Ventaux*, pendant que la petite-vérole sévissait à Sainte-Claire, petit village situé à 500 mètres (1).

---

(1) Voir la description de cette affection dans une des séances du Conseil d'hygiène, page 146.

Durée de l'épidémie.

L'épidémie a cessé en décembre 1871. Son début est difficile à préciser. On peut dire que, depuis plusieurs années, la maladie était imminente; qu'elle avait même commencé en progressant d'une manière insensible, mais continue. C'est ainsi que, dès l'année 1866, nous constations 9 décès de variole dans notre cité; que, les années suivantes, ce chiffre augmentait peu à peu, pour s'élever tout à coup à celui de 169 en 1870, et 325 en 1871. Ainsi donc la maladie n'a offert une certaine intensité qu'en 1870 et 1871. On pourrait ajouter que cette intensité doit être en grande partie attribuée au grand remuement de troupes qui ont eu lieu lors de notre malheureuse guerre : car ce fut toujours lors de la plus grande agglomération d'hommes dans nos murs que la maladie sévit avec le plus de force et sur les civils et sur les militaires.

Nous étions évidemment sous l'influence de l'épidémie variolique dès les premiers mois de 1870; mais la maladie était encore très-modérée, alors qu'elle faisait déjà des progrès si terribles à Paris.

Tout à coup la guerre éclate : immédiatement, concentration de troupes, accumulation de militaires et dans les casernes et à l'hôpital, où existaient déjà quelques cas de variole. Dès lors, création de grands foyers d'infection, qu'on aurait pu, en temps ordinaire, limiter jusqu'à un certain point, mais que la levée des mobiles ne fit qu'augmenter. Cela se comprend facilement quand on songe aux relations incessantes qui s'établirent entre les mobiles et leurs parents :

ceux-ci vinrent accompagner leurs enfants, pénétrèrent dans les casernes, l'hôpital, les infirmeries diverses. D'autre part, les mobiles eurent des congés pour aller voir leurs parents; souvent même on les leur envoya en convalescence, et quelquefois non complètement guéris de la variole.

Cependant les mobiles partent, le mal diminue : tout fait espérer qu'il va s'éteindre ; mais notre désastre d'Orléans arrive, les blessés s'accumulent dans notre ville, et la levée des mobilisés détermine une nouvelle concentration de militaires, qu'on ne sait plus où loger, et qu'on met souvent chez l'habitant. Le mal, dès lors, fut à son comble : l'infection fut générale et la mortalité effrayante, du moins à l'hôpital. Je n'avais jamais vu et je ne désire jamais revoir une aussi grande accumulation de cadavres que celle dont j'ai été maintes fois témoin dans notre salle de la morgue. Et comment aurait-il pu en être autrement avec une épidémie éminemment contagieuse, — la plus contagieuse de toutes, — au milieu d'un encombrement de malades et de blessés de toutes sortes, à la suite de désastres inouïs, par une température des plus basses, et lorsque toutes les administrations, en désarroi, faisaient tout avec précipitation, et ne pouvaient, malgré la meilleure volonté possible, suffire à toutes les exigences? N'avons-nous pas vu, par des températures de 10 à 23 degrés au-dessous de zéro, de malheureux blessés, souvent à peine vêtus, expédiés de loin, entassés dans des wagons, sans distinction de maladies?

Enfin la guerre cessa, la dissémination des malades

se fit régulièrement, et l'épidémie diminua peu à peu, pour disparaître en décembre 1871.

Voici, du reste, les chiffres des décès recueillis par nous aussi exactement que possible. Ils pourront peut-être mieux donner une idée de la marche de la maladie que ne l'a fait notre exposé lui-même.

Pour toute la population civile et militaire, nous avons trouvé dans la commune de Limoges :

En 1866,	9	décès causés	par la variole.
En 1868,	29	—	—
En 1869,	40	—	—
En 1870,	169	—	—
En 1871,	325	—	—

En janvier[1]	1871,	111	décès causés	par la variole.
En février	—	76	—	—
En mars	—	70	—	—
En avril	—	26	—	—
En mai	—	9	—	—
En juin	—	13	—	—
En juillet	—	10	—	—
En août	—	2	—	—
En septembre	—	4	—	—
En octobre	—	2	—	—
En novembre	—	2	—	—
En décembre	—	0	—	—

Voici les décès militaires causés par la variole,

(1) Nous n'avons pu nous procurer la mortalité par mois, pour toute la population, qu'à dater de janvier 1871.

fournis par l'intendance, du 1er août 1870 au 31 juillet 1871 (1) :

Août	1870	0
Septembre	—	0
Octobre	—	4
Novembre	—	16
Décembre	—	20
Janvier	1871	28
Février	—	17
Mars	—	33
Avril	—	2
Mai et juin	—	0
Juillet	—	1
Août, septembre et octobre		0

En résumé, l'épidémie a débuté en 1866, a marché lentement en 1868 et 1869, pour sévir en octobre 1870, atteindre son apogée en janvier 1871, et s'éteindre en décembre de la même année.

Traitement.

Parmi les moyens thérapeutiques employés, je me permettrai de n'en signaler aucun comme ayant eu quelque influence heureuse sur la marche de la maladie. L'opium m'a cependant rendu quelques services pour calmer l'agitation dès le début de l'affection. Quant à l'acide phénique, dont on a beaucoup usé dans notre

(1) C'est à l'obligeance de M. Hamant, sous-intendant militaire adjoint, que je dois ce relevé.

pays, je le crois d'une utilité fort contestable, si tant est qu'il ne soit pas nuisible : c'est pourquoi, après l'avoir plusieurs fois administré sans succès au début de l'épidémie, je l'ai bien vite abandonné à l'intérieur, pour ne plus m'en servir que comme désinfectant dans la chambre des malades.

Aussi n'ai-je indiqué à l'autorité, quand j'ai vu l'épidémie sévir, aucun moyen thérapeutique : je n'avais foi qu'en la prophylaxie. Du reste, voilà ce qui a été fait : m'apercevant que le service de vaccination publique et gratuite ne pouvait suffire à toutes les exigences de la situation, j'ai adressé un rapport au Conseil général de la Haute-Vienne, et lui ai fait voter, dans sa séance du **25** novembre **1870**, une allocation de **150** francs destinée à un élève et à la sage-femme de l'hôpital, afin de livrer au public tout le vaccin développé sur les enfants de l'établissement. Quelques personnes de la classe pauvre, quelques-unes aussi de la classe riche, un certain nombre de militaires, dans les cas urgents, alors que le vaccin faisait défaut en ville, se sont trouvés fort heureux de recevoir ce vaccin qu'on leur offrait gratuitement. J'espère qu'à l'avenir ce service continuera à fonctionner : je le crois appelé à rendre des services, surtout pour approvisionner de vaccin les différents praticiens de la ville et du département, et surtout les régiments (1). Plus tard, l'épidémie sévissant toujours, j'adressai une

---

(1) Pendant les six premiers mois de 1873, l'hôpital à pu fournir de bras à bras du vaccin à 483 militaires, à 153 enfants, et 15 adultes civils.

lettre, en date du **12** janvier **1871**, à M. le Préfet de la Haute-Vienne, pour lui exposer la gravité du mal, et lui faire comprendre qu'il y avait nécessité :

1° D'isoler les malades atteints de petite-vérole ;

2° De désinfecter les lieux occupés par eux ;

3° De convoquer le Conseil d'hygiène, afin qu'il indiquât les mesures à prendre pour la vaccination et la revaccination de toute la population.

Pour l'isolement des individus infectés, on a fait ce qu'on a pu, et non toujours ce qu'on a voulu.

Comme à Paris, comme à Bordeaux, on n'aurait dû jamais transporter les varioleux que dans des voitures ou des compartiments de wagons spécialement affectés à un tel service ?

A-t-on pu prendre des mesures convenables à cet égard, au moment de l'invasion étrangère ? Je ne le pense pas.

Il eût été aussi convenable que de tels malades fussent toujours reçus dans des salles de nos grands établissements complètement isolées. De telles salles existaient déjà à notre hôpital ; mais, lors de l'évacuation des blessés, elles furent bientôt combles, et pendant quelques jours toutes les maladies furent mêlées. Un tel état de choses ne pouvait durer. Les administrations civiles et militaires, informées, procédèrent immédiatement à une évacuation sur l'asile des pauvres, à Naugeat.

Des mesures de désinfection pour les corps furent aussi transmises à la police : les lotions d'acide phénique furent surtout conseillées.

Quant à la vaccination, l'autorité fit tout son possible

pour la faire pratiquer très-largement. Le Conseil d'hygiène, convoqué, fut d'avis qu'un vaste service de vaccination publique, et de bras à bras, serait immédiatement établi. M. le Préfet le confia au vaccinateur officiel de la commune, et l'installa dans la préfecture même ; et du 2 mars au 30 juin, trois fois par semaine, il fut donné gratuitement du vaccin à tous ceux qui se présentaient. Durant cette époque, M. Dubois et les sages-femmes qu'il avait sous ses ordres ont pu procéder, ainsi qu'il est dit dans son rapport, à 723 vaccinations, dont 72 vaccinations chez des enfants, et 651 revaccinations chez les adultes ; et, s'il n'en a pas été fait davantage, c'est sans doute, ainsi que l'indique ce même rapport, à cause des nombreuses vaccinations privées, et de la diminution de l'épidémie.

Chiffre de la population.

La commune de Limoges renferme 53,022 habitants, dont 26,540 hommes et 26,482 femmes.

Depuis quelques années, le chiffre des décès est supérieur à celui des naissances.

C'est ainsi que nous trouvons :

En 1867.......	1,575 naissances. 1,546 décès.
En 1868.......	1,507 naissances. 1,668 décès.
En 1869.......	1,574 naissances. 1,620 décès.
En 1871.......	1,406 naissances. 2,688 décès.

Le chiffre des naissances a donc presque toujours diminué d'année en d'année, tandis que le chiffre des décès a été constamment au contraire en augmentant.

C'est surtout en 1871 que l'écart entre les naissances et les décès est frappant : 2,688 décès, et seulement 1,406 naissances, près de moitié en moins. Evidemment la guerre et l'épidémie ont été les causes de cette mortalité anormale en 1870 et 1871.

Mais pourquoi les naissances diminuent-elles progressivement ?

Pour l'année 1871, il est facile de l'expliquer par la diminution des mariages en 1870, à cause de la guerre.

Décès civils.

Il m'est impossible, dans une ville de 53,022 habitants, de donner le nombre des malades qui ont eu la petite-vérole, du moins pour la population civile. Je n'ai pu me procurer que le nombre des décès : il s'est élevé, en 1870-1871, à.................... 373

Décès militaires.

Pendant un an, du 1er août 1870 au 31 juillet 1871, alors seulement que la variole a sévi sur les militaires, nous avons trouvé 121 décès.... 121 sur 296 cas de variole entrés à l'hôpital de Limoges.

TOTAL GÉNÉRAL............ 494

Voici les décès causés par la petite-vérole, en 1870-71, dans la commune de Limoges, d'après l'âge et le sexe :

Hommes.......	de 0 à 5 ans....	25	dècès.
	de 5 à 15 ans....	18	—
	de 15 à 25 ans....	109	—
	de 25 à 40 ans....	128	—
	de 40 à 60 ans....	52	—
	de 60 et au-dessus	9	—
Femmes.......	de 0 à 5 ans....	27	décès.
	de. 5 à 15 ans. ..	13	—
	de 15 à 25 ans....	26	—
	de 25 à 40 ans....	41	—
	de 40 à 60 ans....	36	—
	de 60 et au-dessus	10	—

Nous trouvons dans ce tableau 341 hommes et 153 femmes. Le chiffre 341 des décès dans le sexe masculin, comparé à celui de 153 pour le sexe féminin, est très-considérable. Ceci dépend, évidemment, en grande partie du moins, des 121 militaires de la garnison, qui ont été ajoutés aux décès du sexe masculin, alors que rien n'est venu compenser les décès du sexe féminin.

Si nous soustrayons cependant ce chiffre 121 des décès militaires du nombre 341 de tous les hommes réunis, nous trouvons encore une différence de 67 en plus en faveur du sexe masculin; soit 220 décès civils hommes pour 153 décès civils femmes. Pourquoi cela?

Evidemment parce que la contagion a été en grande partie propagée par les militaires, et que les hommes se sont trouvés plus souvent en contact avec eux que les femmes, dans les casernes, dans les cafés, etc.

Si nous considérons ce tableau par rapport aux âges, nous trouvons que c'est la vieillesse (9 décès pour les hommes et 10 pour les femmes) qui a offert le moins de mortalité ; et cependant, nous avons dit que la gravité de la variole chez les vieillards nous avait frappé dans cette épidémie. Ceci se comprend parfaitement, quand on songe au petit nombre d'individus qui atteignent 60 ans.

Le chiffre que nous trouvons ensuite le plus bas est de 5 à 15 ans : 18 hommes et 13 femmes. Nous allons immédiatement en trouver la raison dans la vertu prophylactique de la vaccine, qui est capitale pendant les quinze premières années après l'opération.

Si de 0 à 5 ans nous avons une mortalité plus élevée que dans la période suivante, on doit en attribuer la cause au plus grand nombre d'enfants non vaccinés encore à cet âge que dans les âges suivants. Souvent, en effet, les parents attendent un ou deux ans et même plus pour faire vacciner leurs enfants : ils redoutent la vaccine dans les premiers jours de la naissance.

Rapport de la mortalité générale à la mortalité causée par la variole.

En deux ans, 1870-1871, nous avons eu une mortalité générale, pour toute espèce de maladies, de 4,966 personnes. Si nous comparons ce chiffre avec celui des décès par petite-vérole, 494, nous trouvons que cette dernière affection est comprise pour un dixième environ dans la mortalité générale.

Quant aux militaires, sur 6,336 entrés à l'hôpital

du 1er août 1870 au 31 juillet 1871, nous avons eu 545 décès, dont 121 par petite-vérole, par conséquent plus du cinquième.

Action de la vaccine sur l'épidémie.

En présence d'une mortalité aussi considérable, et tout à fait insolite aux épidémies dans notre pays, il est d'une haute importance de rechercher quelle a été l'action de la vaccine sur cette grave maladie. Nous serons ainsi conduit à examiner si cet agent prophylactique a dégénéré.

Le vaccin avec lequel on a opéré dans nos contrées a toujours été transmis de bras à bras. Il n'a été fait aucune tentative pour l'inoculer à la vache.

Action de la vaccine coïncidant avec la variole.

Dans trois cas, nous avons vu la vaccine se développer chez la même personne en même temps que la variole : en voici les observations.

Ire OBSERVATION.

Ravet, jeune enfant de dix mois, habite au numéro 79 du faubourg Montmailler. Le 10 juin 1870, il est vacciné, et, le 17, avec les quatre pustules, qui se sont parfaitement développées, il est permis à une sage-femme de vacciner un grand nombre d'enfants. Le 18, vomissements, fièvre suivie bientôt d'une éruption de variole confluente, qui, le 27, se termine par la mort dans les convulsions, alors que la maladie était en pleine voie de dessiccation.

Je n'ai pu obtenir que l'adresse d'un seul enfant vacciné, le 17, avec les boutons du jeune Ravet, et je n'ai constaté chez lui aucune éruption générale, ainsi que chez son frère, vacciné par sa mère avec une aiguille imprégnée du même virus.

Lors de ma visite près du jeune Ravet, je trouvai une de ses voisines, jeune fille de dix-huit ans, qui m'affirma avoir eu la petite-vérole depuis peu, et être venue souvent chez cet enfant avant qu'elle ne fût complètement guérie.

La famille Ravet a toujours blâmé la sage-femme, à qui elle attribuait la mort de l'enfant par inoculation de la variole. Quant à la sage-femme, elle ne vaccine plus que *par conscience*, ayant perdu toute confiance en la vaccine.

Il est bien évident pour moi que, dans ce cas, la petite-vérole était en état d'incubation lorsque le vaccin a été donné à l'enfant. Aucun de ces virus n'a donc eu d'action sur l'autre, puisqu'ils se sont développés tous les deux complètement ; et cependant le vaccin paraissait avoir huit jours d'avance sur la variole. Ce fait m'a frappé d'une manière toute particulière, et m'a donné beaucoup à réfléchir, car il y en a beaucoup de semblables dans la science, et notre dernière épidémie en a fourni de nombreux exemples. Je me suis souvent demandé s'il n'y avait pas quelque chose de vrai dans cette opinion du vulgaire : que le vaccin va chercher la variole, et qu'il ne faut pas se faire vacciner en temps d'épidémie. Le fait de Ravet paraît singulièrement confirmer une telle opinion, et nous avons bien des fois cherché à savoir pourquoi, dans les cas de ce genre, c'était du septième au dixième jour que l'éruption générale se produisait absolument, comme dans l'inoculation de la variole. On ne peut, malgré soi, s'empêcher d'attribuer au vaccin une action déterminante dans l'évolution de le variole chez le jeune Ravet.

Admettrons-nous alors la transformation du vaccin en variole ? Evidemment non, puisque une première et une seconde génération des pustules d'inoculation vaccinale sont toujours restées sans éruption générale.

Comment alors expliquer le fait ? Je crois qu'on doit admettre, et je l'admets, que l'action de la vaccine sur l'économie est identique à celle de la variole. Dès lors, il ne me paraît pas déraisonnable de penser que, la variole étant en incubation dans le corps, la vaccine, qui survient, l'oblige à sortir par accumulation d'action. Ces deux forces, agissant en même temps, paralysent à elles deux la force de résistance de l'économie, alors qu'une seule n'aurait pu le faire, et l'infection est produite. Ce qui est plus probable cependant c'est que, la vaccine arrivant à peu près en même temps que la variole, avant d'avoir produit une force de réaction par répulsion suffisante pour l'éliminer, les deux virus se développent ensemble, de même que, s'ils avaient été isolés, absolument comme le cheval et le mulet se nourrissent sans se nuire dans le même pâturage (1). D'où il n'y aurait aucun inconvénient à vacciner durant les épidémies ; ce que je fais toujours, ayant la persuasion que c'est la meilleure manière de les éteindre.

La variole et la vaccine, qui ont tant de caractères de ressemblance, auraient-elles la même origine, et pourraient-elles, dans certaines circonstances, se transformer l'une en l'autre ?

---

(1) Voir la note IIe, à la fin du travail, pour comprendre la signification des mots : réaction par répulsion.

Autrefois je le croyais : le fait du jeune Ravet et nombre d'autres analogues signalés tout récemment ont porté le doute dans mon esprit.

IIe OBSERVATION.

Élisa Gorse, dix-neuf ans, portant au bras quatre cicatrices de vaccine reçue dans son enfance, habitait une maison infectée par la petite-vérole, lorsque, le 3 mars 1871, déjà atteinte de céphalalgie et de frissons, elle se fit donner, à l'hôpital, six boutons de vaccin.

Le 5, vomissements, maux de reins.

Le 7, début d'une éruption varioleuse presque confluente, qui suit sa marche habituelle pour aboutir à la guérison.

Les six piqûres reçues donnent naissance seulement à quatre boutons de vaccin, et suivent régulièrement leur développement normal, avec cette particularité que deux d'entre eux n'atteignent pas leur grandeur ordinaire, et se confondent bientôt tellement avec les pustules de la variole que je ne puis les distinguer, tandis que les deux autres, beaucoup plus gros, restent très-apparents, même lors de la période de dessiccation.

IIIe OBSERVATION.

Au commencement de juin 1870, M. Ardant, fabricant de porcelaine, route de Paris, vint me prier de vacciner tous les ouvriers de sa fabrique Je me mis à sa disposition, à la condition qu'il me fournirait un vaccinifère. Mme B***, sage-femme, en procura un, et pratiqua les opérations le 23 juin.

Dès le lendemain, un homme était atteint de la petite-vérole. Grande rumeur, comme on peut le penser, dans la fabrique et tout le faubourg !

Informé du fait, je me rendis près du malade, au n° 99 de la route de Paris. C'était un ouvrier en porcelaine, du nom de Calinaud. Il m'affirma avoir été, vers le milieu de juin, en contact avec un individu atteint de la petite-vérole, et me déclara que, au moment où on le vaccina, le 23, il était déjà malade, avait de la céphalalgie et des douleurs dans les reins. Cet homme, âgé de 50 ans, portait à la cuisse des traces profondes de vaccine reçue dans son enfance.

Il était en réalité, lors de ma visite, atteint d'une variole presque confluente, qui suivit toutes ses périodes, mais avec les accidents les plus graves du côté du cerveau, délire, etc. Il guérit néanmoins.

Les cinq boutons de vaccin reçus le 23, que j'ai eu occasion de voir deux fois, et que le Dr Thouvenet a vus également, car il soignait le malade, acquirent un développement bien moindre que d'habitude : la vésicule fut toujours plus aplatie, moins remplie de liquide, comme affaissée ; de sorte qu'il eût été difficile, d'après M. le Dr Thouvenet, d'y prendre du virus. Leur marche fut plus rapide qu'à l'ordinaire, et la croûte plus petite.

Mon collègue n'aurait pas osé donner de ce vaccin : les voisines prétendaient qu'il eût été meilleur.

Dans cette dernière observation, le vaccin, arrivant au moment de la fièvre d'invasion de la variole, alors que celle-ci avait déjà en partie modifié l'économie, a été atténué dans son développement.

Dans les deux autres, au contraire, le vaccin ayant pénétré dans les corps presque en même temps que la variole, les deux virus se sont développés sans se nuire, pour ainsi dire ; ce qui prouve que les deux virus ne se neutralisent point. Ils ne sont donc pas contraires, mais semblables. Sans action l'un sur l'autre, ils produisent seulement dans l'économie, du septième au dixième jour après leur insertion, une réaction identique, en vertu de laquelle nos corps deviennent réfractaires pour un temps plus ou moins long aux attaques ultérieures de l'un quelconque de ces virus.

Maintes fois, sur des enfants vaccinés au bras gauche, j'ai fait au bras droit de nouvelles piqûres, soit avec le vaccin qu'ils portaient déjà, soit avec du vaccin étranger moins âgé; et cela, tous les jours pendant dix jours, et j'ai le plus souvent constaté que les premières piqûres du bras droit avaient d'abord un développement normal, mais que bientôt elles éprouvaient un temps d'arrêt; leur période de dessiccation était précipitée, et les croûtes plus petites. Quant aux piqûres faites après le septième jour, elles avortaient presque toutes (1).

D'où on est en droit de conclure que, lorsque la variole et la vaccine arrivent à peu près en même temps chez le même individu, elles s'y développent très-probablement, en accumulant leur action sans se porter obstacle (l'expérience du reste en a été faite en inoculant un mélange de variole et de vaccin); mais que, s'ils y pénètrent à un certain intervalle, c'est le dernier virus introduit qui éprouvera un arrêt dans son développement, lors de la réaction suscitée par le premier.

Action, sur l'épidémie, de la vaccine reçue en dehors de la variole.

Chez tous les individus atteints de la petite-vérole,

---

(1) Je n'ai fait que répéter des expériences déjà faites longtemps avant moi.

et dont nous avons vérifié les bras, neuf fois sur dix au moins nous avons trouvé qu'ils avaient été vaccinés dès leur bas âge (1) : or, chez ces derniers, nous avons à peu près toujours constaté que la petite-vérole n'avait aucune espèce de gravité durant les dix premières années de la vie. L'éruption consistait toujours en une simple varicelle ou varioloïde, ne laissant à peu près jamais de trace. En veut-on un exemple ? Dans une des salles de mon service, à l'hôpital, la salle des *Saints-Anges*, entre, en avril **1870**, une jeune fille atteinte de varioloïde. Sept petites filles de quatre à huit ans étaient couchées dans cette même pièce : toutes furent atteintes. Six, qui avaient été vaccinées, n'eurent que des varicelles ou des varioloïdes insignifiantes ; la septième, arrivée depuis peu du dehors sans être vaccinée, fut prise d'une variole confluente, et mourut : ce fait seul serait suffisant pour prouver l'efficacité de la vaccine.

Chez trois enfants de deux à cinq ans, vaccinés dès les premiers mois de la vie, j'ai pu constater, il y a quelques jours à peine, des varioloïdes très-bénignes. Des faits semblables se présentent à chaque instant, et il y a longtemps déjà qu'on les avait signalés. M. Bousquet, dans son *Traité de la Vaccine*, à la page **230**, rapporte que, dès **1803**, les médecins de

(1) Nous n'avons rien de positif à fournir sur la valeur des revaccinations ; les observations nous font défaut à cet égard. Nous pensons cependant qu'elle doit être la même que celle de la vaccine ; et nous pouvons dire que, après la dessiccation d'une revaccination bien réussie, nous n'avons jamais vu de variole grave surgir durant cette épidémie, du moins à court intervalle.

Londres crurent reconnaître des varioles et des varioloïdes sur des vaccinés ; mais, telle était leur confiance en la vaccine, *qu'ils doutaient de ce qu'ils voyaient : ils n'en croyaient pas leurs yeux !*

Après dix ans, le vaccin, s'il préservait de la mort, ne garantissait plus la figure des cicatrices vicieuses. J'ai déjà dit qu'à Nazareth la maladie laissa, chez presque toutes les jeunes filles qu'elle atteignit, des traces indélébiles de son passage. Or toutes avaient été vaccinées, et aucune ne mourut.

A dater de quinze ans, j'ai commencé à enregistrer des cas de mort ; et j'en ai vu tellement mourir dans l'adolescence, l'âge mûr et la vieillesse, qui portaient les traces les plus évidentes de la vaccine reçue dans leur enfance, que, en dernier lieu, je ne recherchais plus s'ils avaient été vaccinés.

C'est surtout dans l'âge mûr que la mortalité a été considérable. J'ai cru remarquer que, chez les vieillards, la maladie était plus grave encore que dans les âges précédents ; et cependant la vaccine qu'ils avaient reçue, étant plus rapprochée du moment de sa découverte, aurait dû être meilleure ; ce qui nous porterait à croire que la vertu prophylactique de la vaccine est en raison inverse du temps.

De tout cela j'avais conclu qu'on devait se faire revacciner au moins tous les dix ans (1).

Est-ce à dire pour cela, ainsi qu'on l'a répété si souvent ces temps derniers, que la vaccine ait dégé-

(1) Il en est du vaccin comme d'un effet à courte échéance : il faut souvent le renouveler.

néré? Je ne le pense pas. Je veux bien croire que souvent il y a eu de la négligence dans le choix des boutons de la part des vaccinateurs; que, plus d'une fois, pour avoir du vaccin en plus grande abondance, au lieu de le prendre au sixième jour, ils ont attendu au neuvième, voire même au dixième, alors que son efficacité pouvait être douteuse; mais je ne puis croire que, avec un peu de culture, on ne puisse l'avoir aussi bon qu'à l'origine, car il nous est arrivé bien des fois d'obtenir à l'hôpital, chez des enfants nouveau-nés, des pustules de plus d'un centimètre de diamètre, dont le virus, transporté chez des adultes, produisait de petites vésicules sur l'aréole, avec gonflement des ganglions axillaires, et des phénomènes de réaction générale, comme dans la variole inoculée, ce qui, pour nous, est un indice de vigueur. Et c'était souvent en prenant du virus dès le quatrième jour que nous obtenions de tels résultats.

Je ne crois donc pas à la dégénérescence du vaccin.

Pourquoi donc, après chaque épidémie, celle de 1816 à Paris, de 1835 à Marseille, de 1870-71 par toute la France, a-t-on crié à la dégénérescence? Évidemment parce qu'on avait mal observé, et qu'on s'était trop hâté de se prononcer sur la vertu préservatrice de la vaccine. On l'avait placée sur un piédestal trop élevé : elle devait en descendre. N'avait-on pas dit en effet qu'elle préservait pour toujours des dangers de la variole, et beaucoup mieux qu'une atteinte de celle-ci? Or, sans vouloir m'inscrire en faux contre l'assertion des auteurs qui ont cité des cas de mort par récidive de petite-vérole, je me permettrai cependant d'affirmer que, pour ma part, je n'en ai jamais vu. J'ai rencontré cependant des récidives de variole, surtout dans cette dernière épidémie, mais toujours après de longs intervalles et sans gravité.

Si l'on avait bien réfléchi aux nombreuses observations de *Jenner* sur les récidives multiples du cowpox chez les mêmes individus, ou si on avait voulu seulement songer aux réussites si nombreuses des revaccinations même à court intervalle, ainsi que nous l'avons constaté nous-même bien des fois dans cette dernière épidémie, — car jamais nous n'avions vu le vaccin se développer avec autant de facilité chez les personnes d'un certain âge et portant les traces d'une première vaccination, — on aurait, il me semble, compris qu'un virus de force très-minime, le *vaccin*, qui ne peut modifier assez l'économie pour la préserver d'une seconde atteinte, de lui-même serait bien plus incapable de la préserver pour toujours des attaques d'un agent bien autrement puissant : la *variole*.

Le vaccin a donc de la valeur, personne ne peut le nier ; seulement cette valeur est insuffisante : la preuve c'est qu'on a vacciné beaucoup à notre époque, et cependant 494 personnes, pour la plupart vaccinées, sont mortes de la variole dans notre seule ville de Limoges en 1870-1871. Je suis convaincu que le département de la Haute-Vienne a perdu plus de 1,500 personnes dans cette dernière épidémie. 100,000 en France en auraient été victimes que je n'en serais nullement étonné. L'autorité doit s'émouvoir en face de chiffres semblables, et chercher les moyens de prévenir des épidémies aussi meurtrières.

Mais, en attendant qu'on ait trouvé un vaccin meilleur ou qu'on soit parvenu à faire disparaître les dangers de l'ancienne inoculation (1), l'Administration doit prescrire les mesures les plus larges pour faire vacciner et revacciner, au moins tous les dix ans, la population tout entière.

(1) Voir la note IIe à la fin du travail.

FIN.

NOTE Ire.

D'une origine inconnue, l'inoculation de la variole (variole communiquée volontairement) était pratiquée de temps immémorial à peu près partout en Afrique et en Asie, lorsqu'elle pénétra en Europe par la voie du Levant. Nous la rencontrons en effet, à une époque assez reculée, très-répandue sur les bords de la mer Caspienne, chez les pauvres gens de la Circassie et de la Géorgie, qui s'en servaient dans un vil intérêt, afin de protéger contre les ravages de la petite-vérole la beauté de leurs filles, qu'ils vendaient pour fournir le sérail. Des marchands arméniens faisant ce trafic la firent pénétrer à Constantinople, d'où elle fut transportée en Angleterre par lady *Montague.* Ce ne fut qu'en 1756 qu'elle commença à se répandre en France, mais non sans de grandes difficultés. Interdite en 1763 dans les villes et les faubourgs du ressort de la Cour, par un arrêt du Parlement, à la suite de l'effroi causé par la présence d'un inoculé aux Tuileries, l'inoculation de la variole fut autorisée en 1764 par un décret de la Faculté.

La découverte de la vaccine, en 1797, lui porta un coup fatal. S'en relèvera-t-elle? Les grands ravages des dernières épidémies tendraient à la faire sortir de l'oubli. Sa valeur est incontestable, mais sa pratique très-dangereuse. « C'est un bienfait pour celui qui la reçoit, a dit M. Bousquet, mais c'est un danger pour la société. »

NOTE IIe.

Dans un travail non encore terminé sur les avantages et les inconvénients de la vaccine et de la variole inoculée, j'explique, par le dynamisme, l'action prophylactique de ces virus, et j'arrive à une question de quantité pour diminuer les dangers de l'inoculation. Qu'il me soit permis d'en citer quelques extraits :

« C'est parce qu'on n'a pas assez tenu compte de ces éléments divers : *résistance individuelle*, *qualité* et *quantité* du virus reçu, que les différents inoculateurs sont arrivés, surtout ces temps derniers, à des résultats si différents. — Examinons ces trois éléments.

» Résistance individuelle. — Par résistance individuelle, nous entendons, et tout le monde entend comme nous, cette force, propre à chaque être, qui lui permet de se délivrer des agents nuisibles. Cette force, si on veut bien attentivement l'étudier, offre évidemment, dans certains cas, deux manières d'agir, ou, si on le préfère, elle se divise en deux forces secondaires qui seront pour nous dorénavant : 1o une force de *résistance* par *élimination;* 2o une force de *résistance* par *répulsion.*

» *Force de résistance par élimination.* — C'est la force de résistance proprement dite. Elle est due en général à l'état de vigueur de l'individu, et dépendra nécessairement de l'âge, du poids, de la constitution, de la santé, etc.

» *Force de résistance par répulsion.* — Elle est autrement importante que la précédente. Très-variable suivant les individus, sans qu'on puisse savoir pourquoi, elle ne dépendra nullement ou très-peu de la vigueur de la constitution, mais acquerra une adresse remarquable par un premier exercice, et deviendra pour ainsi dire un art.

» Ce sera alors une force capitale qui agira sans bruit, sans signe apparent à l'extérieur, mais qui n'en agira pas moins avec une grande puissance, aussitôt le danger signalé, pour repousser de l'économie l'agent nuisible et dès son arrivée.

» Sera-ce en l'empêchant d'entrer ou en paralysant ses effets, soit par arrêt de sa prolifération, soit par destruction immédiate de tous ses éléments et rejet au dehors, qu'elle effectuera son action? C'est ce que nous ne savons pas et ne saurons probablement jamais, et que je n'essaierai certes pas d'approfondir; mais, pour n'être pas connue dans la nature intime de son action, cette force n'en est pas moins manifeste par ses résultats de haute protection de l'individu, car elle le met à l'abri de l'agent nuisible avant que celui-ci n'ait eu le temps de lui porter préjudice : c'est donc une force prophylactique par excellence; c'est notre égide tutélaire, espèce de sentinelle avancée toujours en éveil, et toujours prête à repousser l'ennemi aussitôt qu'il se présente. Il me semble que c'est la force d'élimination qui, une fois surprise, et connaissant le danger d'une influence tardive, agit par *répulsion* immédiatement.

» Cette force, nous la voyons en effet se développer par une première invasion à peu près dans toutes les maladies septiques : *choléra, fièvre jaune, fièvre typhoïde, rougeole, scarlatine, variole*, etc., et non-seulement chez l'homme, mais encore chez les animaux : *peste bovine, péripneumonie contagieuse, clavelée*, etc., soit que l'atteinte ait été naturelle, soit qu'elle ait été produite artificiellement, *vaccine, clavelisation, inoculations diverses*. C'est un fait connu dans la science que, par un premier contact de ces grandes maladies infectieuses, le corps acquiert de l'immunité pour les attaques subséquentes, etc. . . . .

» Le fait est vrai, il est du reste généralement accepté comme tel dans la science; mais ce qui n'a pas rallié la même unanimité, et ce sur quoi je vais très-probablement me trouver en dissidence avec les auteurs, c'est son interprétation.

» Ceux-ci en effet, et surtout le vulgaire, car cette idée lui plaît, toute empreinte qu'elle est d'humorisme, et très-probablement à cause de cela, attribuent cette immunité à l'absence, à la destruction d'une espèce de matière fermentescible que chacun apporte en naissant. La présence de cette matière créerait l'aptitude à recevoir, qui a nom *réceptivité*. . . . .

» J'accepte le mot; mais ce que je ne saurais accepter c'est l'interprétation du phénomène. . . . .

» Partisan du dynamisme, sans nier en rien la haute importance de la matière, absolument nécessaire à la manifestation des forces, qui n'en sont cependant pas le produit, du moins c'est ma conviction, je fais intervenir au contraire, pour expliquer le phénomène, une force de protection originelle à chaque individu, le plus souvent très-minime à la naissance, à l'état embryonnaire en quelque sorte, mais que le moindre exercice va développer d'une manière extraordinaire, et qui deviendra d'autant plus puissante que l'agent qu'elle aura combattu aura été plus redoutable, absolument comme le soldat après une lutte plus terrible; et je citerai, comme exemple, l'immunité acquise par une atteinte de petite-vérole comme autrement considérable, quoi qu'en aient dit certains auteurs, que celle acquise par la vaccine, l'agent combattu dans le premier cas étant bien autrement puissant que dans le second. . . . .

» C'est ainsi que, m'appuyant sur cette théorie, si je pratiquais des inoculations avec un virus puissant, je ne chercherais pas à détruire (ainsi que le font les promoteurs de la syphilisation), par des doses massives, toute la matière fermentescible d'un individu, parce que alors je ne le ferais bénéficier d'aucun avantage en l'exposant à la plus forte dose de virus qu'il soit jamais exposé à recevoir accidentellement : bien au contraire, redoutant pour lui l'absorption fortuite de doses trop fortes, capables de compromettre certains organes ou la vie même de cet individu, je ferais mon possible pour n'introduire dans son organisme que la quantité la plus minime de ce virus, pour lui faire connaître, sans de trop grandes perturbations, un agent dangereux, afin qu'il fût plus adroit, plus habile à le combattre lors d'une seconde attaque, etc.

» QUALITÉ. — L'opinion généralement reçue aujourd'hui consiste à admettre que l'infection variolique produit des effets divers, non pas à cause de sa qualité, mais bien à cause des dispositions variables des sujets qui la reçoivent. *Plus infert in quem quam in quo pur infundatur,* a dit Méat.

. . . .

» QUANTITÉ. — J'arrive à cette question de quantité, qui, pour moi, est la plus capitale à cause de ses déductions pratiques. En soulevant cette question, alors qne tout le monde est aujourd'hui complétement imbu de la théorie des ferments, parviendrai-je à rallier quelques personnes à mon opinion? Je n'ose l'espérer. Mais, pour convaincre, il faut des preuves : voyons si nous en trouverons. Et d'abord, sur quelles bases s'est-on appuyé pour expliquer les effets de la variole par la théorie des ferments? Quant à moi, je n'en vois aucune, bien au contraire : dans toute fermentation, que se passe-t-il en effet? Une matière inerte, de la *pâte,* venant à recevoir une quantité quelconque, grande ou petite, peu importe, d'une substance qui a nom *ferment,* du *levain,* est presque immédiatement envahie dans toute sa masse par *catalyse*, et donne constamment naissance aux mêmes phénomènes. Que voyons-nous, au contraire, dans les divers cas de petite-vérole que nous constatons chaque jour? Une diversité considérable, les uns fortement atteints, les autres très-peu, jamais la même quantité de boutons. Chez les individus vaccinés ou inoculés, ou ayant déjà eu accidentellement la petite-vérole, je m'expliquerais très-bien cette différence en vertu de la force de résistance par *répulsion,* qui offre tant de variétés ; mais chez les individus à la naissance, avant qu'ils aient reçu l'influence de ces virus, et ayant à peu près le même âge, le même poids, etc., par conséquent l'apparence de la même aptitude à recevoir, je demanderai pourquoi il arrivera des varioles confluentes chez les uns, et des varioles discrètes chez les autres. Avec la théorie des ferments, on me répondra que cela dépend de la quantité de matière fermentescible, différente pour chaque individu ; mais sur quoi s'appuie-t-on pour admettre cette différence de quantité de matière fermentescible que personne n'a vue, que personne n'a pesée ? N'est-il pas plus simple d'admettre une égale fertilité de terrain à la naissance, et de baser la différence des produits sur la différence de quantité de virus introduite, alors qu'on est sûr que cette quantité est fatalement différente ? Car jamais deux individus, aussi semblables que possible, ne se trouveront dans des conditions assez identiques pour absorber, par les voies respiratoires, la même quantité de virus. Si la variole inoculée est presque toujours discrète, et la variole spontanée si souvent confluente, n'est-ce pas encore parce que, dans le premier cas, avec l'extrémité de la lancette, on a fait pénétrer peu de virus sous la peau, qui en a même arrêté une partie (car évidemment, dans toute inoculation, une certaine quantité de virus est immédiatement absorbée et va infecter l'économie, alors que l'autre se fixe sous l'épiderme et y reste pour produire une affection locale), tandis que, dans le second cas, la quantité de virus absorbé est souvent incommensurable.

» C'est en vain que je cherche une autre explication pour cette diversité de résultats, je n'en trouve pas. Et, avec cette manière de voir, de combien d'autres faits ne va-t-on pas se rendre compte ? Si la variole inoculée est moins contagieuse et moins dangereuse que la variole spontanée, ainsi que l'affirment tous les auteurs du siècle dernier, n'est-ce pas à la petite quantité de virus exhalé qu'en revient la cause ? Si dans certaines épidémies il se crée, çà et là, des foyers d'infection terribles, comme dans cette maison de la rue du Temple, à Paris, que la population démolit, lors du choléra de 1832, parce que ses nombreux habitants y avaient trouvé la mort, n'est-ce pas encore à la quantité de matière virulente produite et absorbée qu'on doit en attribuer la cause ? Si, dans notre épidémie de variole, sur 296 militaires atteints, nous avons eu le chiffre énorme de 121 décès, plus du tiers, n'est-ce pas encore parce que dans les casernes, les chambrées, les dortoirs, les salles d'hôpital, ces militaires absorbaient plus de matière virulente, à cause de leur contact plus prolongé avec les individus infectés, que les civils, qui ne faisaient que passer ?

» Mais n'est-ce pas toujours au sein des grandes agglomérations d'hommes ou d'animaux que se créent les foyers d'infection les plus dangereux? Est-ce que cette agglomération aurait par hasard augmenté la matière fermentescible des corps; est-ce qu'il n'est pas évident que c'est la matière virulente qui a été produite et absorbée en plus grande quantité? . . . . »

LIMOGES. — IMP. DE CHAPOULAUD FRÈRES
Rue Montant-Manigne, 7
PARIS, RUE HONORÉ-CHEVALIER, 4

www.ingramcontent.com/pod-product-compliance
Ingram Content Group UK Ltd.
Pitfield, Milton Keynes, MK11 3LW, UK
UKHW020356250726
13967UKWH00005B/2324

9 782012 928602